Baby Name

Number and Address

Number in case of emergency

Date:

Feed:

Time	Food	Amount

Activities:

Diapers:

Time	Pee	Poop

Notes

Sleep:

Total Time	From	To

Shopping List:

Date:

Feed:

Time	Food	Amount

Activities:

Diapers:

Time	Pee	Poop

Notes

Sleep:

Total Time	From	To

Shopping List:

Date:

Feed:

Time	Food	Amount

Activities:

Diapers:

Time	Pee	Poop
	⬡	○
	⬡	○
	⬡	○
	⬡	○
	⬡	○
	⬡	○
	⬡	○
	⬡	○
	⬡	○
	⬡	○
	⬡	○

Notes

Sleep:

Total Time	From	To

Shopping List:

Date:

Feed:

Time	Food	Amount

Activities:

Diapers:

Time	Pee	Poop
	⬡	◯
	⬡	◯
	⬡	◯
	⬡	◯
	⬡	◯
	⬡	◯
	⬡	◯
	⬡	◯
	⬡	◯
	⬡	◯

Notes

Sleep:

Total Time	From	To

Shopping List:

Date:

Feed:

Time	Food	Amount

Activities:

Diapers:

Time	Pee	Poop
	⬡	◯
	⬡	◯
	⬡	◯
	⬡	◯
	⬡	◯
	⬡	◯
	⬡	◯
	⬡	◯
	⬡	◯
	⬡	◯

Notes

Sleep:

Total Time	From	To

Shopping List:

Date:

Feed:

Time	Food	Amount

Activities:

Diapers:

Time	Pee	Poop
_____	⬡	◯
_____	⬡	◯
_____	⬡	◯
_____	⬡	◯
_____	⬡	◯
_____	⬡	◯
_____	⬡	◯
_____	⬡	◯
_____	⬡	◯
_____	⬡	◯
_____	⬡	◯

Notes

_____

_____

_____

_____

_____

_____

_____

_____

_____

Sleep:

Total Time	From	To

Shopping List:

Date:

Feed:

Time	Food	Amount

Activities:

Diapers:

Time	Pee	Poop
_____	⬡	◯
_____	⬡	◯
_____	⬡	◯
_____	⬡	◯
_____	⬡	◯
_____	⬡	◯
_____	⬡	◯
_____	⬡	◯
_____	⬡	◯
_____	⬡	◯

Notes

_____
_____
_____
_____
_____
_____
_____
_____
_____

Sleep:

Total Time	From	To

Shopping List:

Date:

Feed:

Time	Food	Amount

Activities:

Diapers:

Time	Pee	Poop

Notes

Sleep:

Total Time	From	To

Shopping List:

Date:

Feed:

Time	Food	Amount

Activities:

Diapers:

Time	Pee	Poop
	⬡	◯
	◯	◯
	◯	◯
	◯	◯
	⬡	◯
	⬡	◯
	⬡	◯
	⬡	◯
	⬡	◯
	⬡	◯

Notes

Sleep:

Total Time	From	To

Shopping List:

Date:

Feed:

Time	Food	Amount

Activities:

Diapers:

Time	Pee	Poop

Notes

Sleep:

Total Time	From	To

Shopping List:

Date:

Feed:

Time	Food	Amount

Activities:

Diapers:

Time	Pee	Poop
_____	⬡	◯
_____	⬡	◯
_____	⬡	◯
_____	⬡	◯
_____	⬡	◯
_____	⬡	◯
_____	⬡	◯
_____	⬡	◯
_____	⬡	◯
_____	⬡	◯

Notes

_____
_____
_____
_____

Sleep:

Total Time	From	To

_____
_____
_____
_____
_____
_____
_____

Shopping List:

Date:

Feed:

Time	Food	Amount

Activities:

Diapers:

Time	Pee	Poop
___	⬡	◯
___	⬡	◯
___	⬡	◯
___	⬡	◯
___	⬡	◯
___	⬡	◯
___	⬡	◯
___	⬡	◯
___	⬡	◯
___	⬡	◯

Notes

Sleep:

Total Time	From	To

Shopping List:

Date:

Feed:

Time	Food	Amount

Activities:

Diapers:

Time	Pee	Poop
_____	⬡	◯
_____	⬡	◯
_____	⬡	◯
_____	⬡	◯
_____	⬡	◯
_____	⬡	◯
_____	⬡	◯
_____	⬡	◯
_____	⬡	◯
_____	⬡	◯

Notes

_____
_____
_____

Sleep:

Total Time	From	To

_____
_____
_____
_____
_____
_____
_____

Shopping List:

Date:

Feed:

Time	Food	Amount

Activities:

Diapers:

Time	Pee	Poop
	⬡	◯
	⬡	◯
	⬡	◯
	⬡	◯
	⬡	◯
	⬡	◯
	⬡	◯
	⬡	◯
	⬡	◯
	⬡	◯

Notes

Sleep:

Total Time	From	To

Shopping List:

Date:

Feed:

Time	Food	Amount

Activities:

Diapers:

Time	Pee	Poop
_____	⬡	◯
_____	⬡	◯
_____	⬡	◯
_____	⬡	◯
_____	⬡	◯
_____	⬡	◯
_____	⬡	◯
_____	⬡	◯
_____	⬡	◯
_____	⬡	◯

Notes

_____
_____
_____

Sleep:

Total Time	From	To

_____
_____
_____
_____
_____
_____
_____

Shopping List:

Date:

Feed:

Time	Food	Amount

Activities:

Diapers:

Time	Pee	Poop
	⬡	◯
	⬡	◯
	⬡	◯
	⬡	◯
	⬡	◯
	⬡	◯
	⬡	◯
	⬡	◯
	⬡	◯
	⬡	◯
	⬡	◯

Notes

Sleep:

Total Time	From	To

Shopping List:

Date:

Feed:

Time	Food	Amount

Activities:

Diapers:

Time	Pee	Poop
	⬡	◯
	⬡	◯
	⬡	◯
	⬡	◯
	⬡	◯
	⬡	◯
	⬡	◯
	⬡	◯
	⬡	◯
	⬡	◯

Notes

Sleep:

Total Time	From	To

Shopping List:

Date:

Feed:

Time	Food	Amount

Activities:

Diapers:

Time	Pee	Poop

Notes

Sleep:

Total Time	From	To

Shopping List:

Date:

Feed:

Time	Food	Amount

Activities:

Diapers:

Time	Pee	Poop

Notes

Sleep:

Total Time	From	To

Shopping List:

Date:

Feed:

Time	Food	Amount

Activities:

Diapers:

Time	Pee	Poop

Notes

Sleep:

Total Time	From	To

Shopping List:

Date:

Feed:

Time	Food	Amount

Activities:

Diapers:

Time	Pee	Poop
	⬡	◯
	⬡	◯
	⬡	◯
	⬡	◯
	⬡	◯
	⬡	◯
	⬡	◯
	⬡	◯
	⬡	◯
	⬡	◯

Notes

Sleep:

Total Time	From	To

Shopping List:

Date:

Feed:

Time	Food	Amount

Activities:

Diapers:

Time	Pee	Poop
_____	⬡	◯
_____	⬡	◯
_____	⬡	◯
_____	⬡	◯
_____	⬡	◯
_____	⬡	◯
_____	⬡	◯
_____	⬡	◯
_____	⬡	◯
_____	⬡	◯

Notes

_____
_____
_____
_____
_____
_____
_____
_____
_____
_____

Sleep:

Total Time	From	To

Shopping List:

Date:

Feed:

Time	Food	Amount

Activities:

Diapers:

Time	Pee	Poop
_____	⬡	◯
_____	⬡	◯
_____	⬡	◯
_____	⬡	◯
_____	⬡	◯
_____	⬡	◯
_____	⬡	◯
_____	⬡	◯
_____	⬡	◯

Notes

Sleep:

Total Time	From	To

Shopping List:

Date:

Feed:

Time	Food	Amount

Activities:

Diapers:

Time	Pee	Poop
	⬡	◯
	⬡	◯
	⬡	◯
	⬡	◯
	⬡	◯
	⬡	◯
	⬡	◯
	⬡	◯
	⬡	◯
	⬡	◯

Notes

Sleep:

Total Time	From	To

Shopping List:

Date:

Feed:

Time	Food	Amount

Sleep:

Total Time	From	To

Activities:

Diapers:

Time	Pee	Poop
	⬡	○
	⬡	○
	⬡	○
	⬡	○
	⬡	○
	⬡	○
	⬡	○
	⬡	○
	⬡	○
	⬡	○

Notes

Shopping List:

Date:

Feed:

Time	Food	Amount

Activities:

Diapers:

Time	Pee	Poop
	⬡	◯
	⬡	◯
	⬡	◯
	⬡	◯
	⬡	◯
	⬡	◯
	⬡	◯
	⬡	◯
	⬡	◯
	⬡	◯

Notes

Sleep:

Total Time	From	To

Shopping List:

Date:

Feed:

Time	Food	Amount

Activities:

Diapers:

Time	Pee	Poop
_____	⬡	◯
_____	⬡	◯
_____	⬡	◯
_____	⬡	◯
_____	⬡	◯
_____	⬡	◯
_____	⬡	◯
_____	⬡	◯
_____	⬡	◯
_____	⬡	◯

Notes

Sleep:

Total Time	From	To

Shopping List:

Date:

Feed:

Time	Food	Amount

Activities:

Diapers:

Time	Pee	Poop
_____	⬡	◯
_____	⬡	◯
_____	⬡	◯
_____	⬡	◯
_____	⬡	◯
_____	⬡	◯
_____	⬡	◯
_____	⬡	◯
_____	⬡	◯
_____	⬡	◯
_____	⬡	◯

Notes

Sleep:

Total Time	From	To

Shopping List:

Date:

Feed:

Time	Food	Amount

Activities:

Diapers:

Time	Pee	Poop
	⬡	◯
	⬡	◯
	⬡	◯
	⬡	◯
	⬡	◯
	⬡	◯
	⬡	◯
	⬡	◯
	⬡	◯
	⬡	◯

Notes

Sleep:

Total Time	From	To

Shopping List:

Date:

Feed:

Time	Food	Amount

Activities:

Diapers:

Time	Pee Poop

Notes

Sleep:

Total Time	From	To

Shopping List:

Date:

Feed:

Time	Food	Amount

Activities:

Diapers:

Time	Pee	Poop
____	⬡	○
____	⬡	○
____	⬡	○
____	⬡	○
____	⬡	○
____	⬡	○
____	⬡	○
____	⬡	○
____	⬡	○
____	⬡	○
____	⬡	○

Notes

_____
_____
_____

Sleep:

Total Time	From	To

_____
_____
_____
_____
_____
_____
_____
_____

Shopping List:

Date:

Feed:

Time	Food	Amount

Activities:

Diapers:

Time	Pee Poop

Notes

Sleep:

Total Time	From	To

Shopping List:

Date:

Feed:

Time	Food	Amount

Activities:

Diapers:

Time	Pee	Poop
	⬡	◯
	⬡	◯
	⬡	◯
	⬡	◯
	⬡	◯
	⬡	◯
	⬡	◯
	⬡	◯
	⬡	◯
	⬡	◯

Notes

Sleep:

Total Time	From	To

Shopping List:

Date:

Feed:

Time	Food	Amount

Activities:

Diapers:

Time	Pee	Poop
____	⬡	◯
____	⬡	◯
____	⬡	◯
____	⬡	◯
____	⬡	◯
____	⬡	◯
____	⬡	◯
____	⬡	◯
____	⬡	◯
____	⬡	◯
____	⬡	◯

Notes

Sleep:

Total Time	From	To

Shopping List:

Date:

Feed:

Time	Food	Amount

Activities:

Diapers:

Time	Pee	Poop
____	⬡	◯
____	⬡	◯
____	⬡	◯
____	⬡	◯
____	⬡	◯
____	⬡	◯
____	⬡	◯
____	⬡	◯
____	⬡	◯

Notes

_____
_____

Sleep:

Total Time	From	To

_____
_____
_____
_____
_____
_____

Shopping List:

Date:

Feed:

Time	Food	Amount

Activities:

Diapers:

Time	Pee	Poop
	⬡	◯
	⬡	◯
	⬡	◯
	⬡	◯
	⬡	◯
	⬡	◯
	⬡	◯
	⬡	◯
	⬡	◯
	⬡	◯

Notes

Sleep:

Total Time	From	To

Shopping List:

Date:

Feed:

Time	Food	Amount

Activities:

Diapers:

Time	Pee	Poop
	⬡	◯
	⬡	◯
	⬡	◯
	⬡	◯
	⬡	◯
	⬡	◯
	⬡	◯
	⬡	◯
	⬡	◯
	⬡	◯
	⬡	◯

Notes

Sleep:

Total Time	From	To

Shopping List:

Date:

Feed:

Time	Food	Amount

Activities:

Diapers:

Time	Pee	Poop
	⬡	◯
	⬡	◯
	⬡	◯
	⬡	◯
	⬡	◯
	⬡	◯
	⬡	◯
	⬡	◯
	⬡	◯
	⬡	◯
	⬡	◯

Notes

Sleep:

Total Time	From	To

Shopping List:

Date:

Feed:

Time	Food	Amount

Activities:

Diapers:

Time	Pee	Poop

Notes

Sleep:

Total Time	From	To

Shopping List:

Date:

Feed:

Time	Food	Amount

Sleep:

Total Time	From	To

Activities:

Diapers:

Time	Pee	Poop

Notes

Shopping List:

Date:

Feed:

Time	Food	Amount

Activities:

Diapers:

Time	Pee	Poop
	⬡	○
	⬡	○
	⬡	○
	⬡	○
	⬡	○
	⬡	○
	⬡	○
	⬡	○
	⬡	○

Notes

Sleep:

Total Time	From	To

Shopping List:

Date:

Feed:

Time	Food	Amount

Activities:

Diapers:

Time	Pee	Poop
	⬡	◯
	⬡	◯
	⬡	◯
	⬡	◯
	⬡	◯
	⬡	◯
	⬡	◯
	⬡	◯
	⬡	◯
	⬡	◯

Notes

Sleep:

Total Time	From	To

Shopping List:

Date:

Feed:

Time	Food	Amount

Activities:

Diapers:

Time	Pee	Poop
_____	⬡	◯
_____	⬡	◯
_____	⬡	◯
_____	⬡	◯
_____	⬡	◯
_____	⬡	◯
_____	⬡	◯
_____	⬡	◯
_____	⬡	◯
_____	⬡	◯

Notes

_____
_____
_____
_____
_____
_____
_____
_____
_____
_____
_____
_____

Sleep:

Total Time	From	To

Shopping List:

Date:

Feed:

Time	Food	Amount

Activities:

Diapers:

Time   Pee Poop

_____ ⬡ ◯
_____ ⬡ ◯
_____ ⬡ ◯
_____ ⬡ ◯
_____ ⬡ ◯
_____ ⬡ ◯
_____ ⬡ ◯
_____ ⬡ ◯
_____ ⬡ ◯
_____ ⬡ ◯

Notes

_____
_____
_____

Sleep:

Total Time	From	To

_____
_____
_____
_____
_____
_____
_____

Shopping List:

Date:

Feed:

Time	Food	Amount

Activities:

Diapers:

Time	Pee	Poop
	⬡	◯
	⬡	◯
	⬡	◯
	⬡	◯
	⬡	◯
	⬡	◯
	⬡	◯
	⬡	◯
	⬡	◯

Notes

Sleep:

Total Time	From	To

Shopping List:

Date:

Feed:

Time	Food	Amount

Activities:

Diapers:

Time	Pee	Poop
_____	⬡	◯
_____	⬡	◯
_____	⬡	◯
_____	⬡	◯
_____	⬡	◯
_____	⬡	◯
_____	⬡	◯
_____	⬡	◯
_____	⬡	◯
_____	⬡	◯
_____	⬡	◯

Notes

Sleep:

Total Time	From	To

Shopping List:

Date:

Feed:

Time	Food	Amount

Activities:

Diapers:

Time   Pee Poop

_____ ⬡ ◯
_____ ⬡ ◯
_____ ⬡ ◯
_____ ⬡ ◯
_____ ⬡ ◯
_____ ⬡ ◯
_____ ⬡ ◯
_____ ⬡ ◯
_____ ⬡ ◯
_____ ⬡ ◯
_____ ⬡ ◯

Notes
_____
_____
_____
_____
_____
_____
_____
_____
_____
_____
_____
_____

Sleep:

Total Time	From	To

Shopping List:

Date:

Feed:

Time	Food	Amount

Activities:

Diapers:

Time	Pee	Poop
	⬡	◯
	⬡	◯
	⬡	◯
	⬡	◯
	⬡	◯
	⬡	◯
	⬡	◯
	⬡	◯
	⬡	◯
	⬡	◯

Notes

Sleep:

Total Time	From	To

Shopping List:

Date:

Feed:

Time	Food	Amount

Activities:

Diapers:

Time	Pee	Poop
	⬡	◯
	⬡	◯
	⬡	◯
	⬡	◯
	⬡	◯
	⬡	◯
	⬡	◯
	⬡	◯
	⬡	◯
	⬡	◯

Notes

Sleep:

Total Time	From	To

Shopping List:

Date:

Feed:

Time	Food	Amount

Activities:

Diapers:

Time	Pee	Poop
	⬡	◯
	⬡	◯
	⬡	◯
	⬡	◯
	⬡	◯
	⬡	◯
	⬡	◯
	⬡	◯
	⬡	◯
	⬡	◯

Notes

Sleep:

Total Time	From	To

Shopping List:

Date:

Feed:

Time	Food	Amount

Activities:

Diapers:

Time	Pee	Poop
————	⬡	◯
————	⬡	◯
————	⬡	◯
————	⬡	◯
————	⬡	◯
————	⬡	◯
————	⬡	◯
————	⬡	◯
————	⬡	◯
————	⬡	◯
————	⬡	◯

Notes

Sleep:

Total Time	From	To

Shopping List:

Date:

Feed:

Time	Food	Amount

Activities:

Diapers:

Time	Pee	Poop

Notes

Sleep:

Total Time	From	To

Shopping List:

Date:

Feed:

Time	Food	Amount

Activities:

Diapers:

Time	Pee	Poop
_____	⬡	◯
_____	⬡	◯
_____	⬡	◯
_____	⬡	◯
_____	⬡	◯
_____	⬡	◯
_____	⬡	◯
_____	⬡	◯
_____	⬡	◯
_____	⬡	◯
_____	⬡	◯

Notes

_____
_____

Sleep:

Total Time	From	To

_____
_____
_____
_____
_____
_____
_____

Shopping List:

Date:

Feed:

Time	Food	Amount

Activities:

Diapers:

Time	Pee	Poop
	⬡	◯
	⬡	◯
	⬡	◯
	⬡	◯
	⬡	◯
	⬡	◯
	⬡	◯
	⬡	◯
	⬡	◯
	⬡	◯
	⬡	◯

Notes

Sleep:

Total Time	From	To

Shopping List:

Date:

Feed:

Time	Food	Amount

Activities:

Diapers:

Time	Pee	Poop
_____	⬡	◯
_____	⬡	◯
_____	⬡	◯
_____	⬡	◯
_____	⬡	◯
_____	⬡	◯
_____	⬡	◯
_____	⬡	◯
_____	⬡	◯
_____	⬡	◯
_____	⬡	◯

Notes

_____
_____
_____
_____
_____
_____
_____
_____
_____
_____

Sleep:

Total Time	From	To

Shopping List:

Date:

Feed:

Time	Food	Amount

Activities:

Diapers:

Time	Pee	Poop
	⬡	◯
	⬡	◯
	⬡	◯
	⬡	◯
	⬡	◯
	⬡	◯
	⬡	◯
	⬡	◯
	⬡	◯
	⬡	◯
	⬡	◯

Notes

Sleep:

Total Time	From	To

Shopping List:

Date:

Feed:

Time	Food	Amount

Activities:

Diapers:

Time	Pee	Poop
____	⬡	◯
____	⬡	◯
____	⬡	◯
____	⬡	◯
____	⬡	◯
____	⬡	◯
____	⬡	◯
____	⬡	◯
____	⬡	◯
____	⬡	◯

Notes

Sleep:

Total Time	From	To

Shopping List:

Date:

Feed:

Time	Food	Amount

Activities:

Diapers:

Time	Pee	Poop
	⬡	◯
	⬡	◯
	⬡	◯
	⬡	◯
	⬡	◯
	⬡	◯
	⬡	◯
	⬡	◯
	⬡	◯
	⬡	◯

Notes

Sleep:

Total Time	From	To

Shopping List:

Date:

Feed:

Time	Food	Amount

Activities:

Diapers:

Time	Pee	Poop
____	⬡	◯
____	⬡	◯
____	⬡	◯
____	⬡	◯
____	⬡	◯
____	⬡	◯
____	⬡	◯
____	⬡	◯
____	⬡	◯

Notes

Sleep:

Total Time	From	To

Shopping List:

Date:

Feed:

Time	Food	Amount

Activities:

Diapers:

Time	Pee	Poop
	⬡	◯
	⬡	◯
	⬡	◯
	⬡	◯
	⬡	◯
	⬡	◯
	⬡	◯
	⬡	◯
	⬡	◯
	⬡	◯
	⬡	◯

Notes

Sleep:

Total Time	From	To

Shopping List:

Date:

Feed:

Time	Food	Amount

Activities:

Diapers:

Time	Pee Poop

Notes

Sleep:

Total Time	From	To

Shopping List:

Date:

Feed:

Time	Food	Amount

Activities:

Diapers:

Time	Pee	Poop
_____	⬡	⭕
_____	⬡	⭕
_____	⬡	⭕
_____	⬡	⭕
_____	⬡	⭕
_____	⬡	⭕
_____	⬡	⭕
_____	⬡	⭕
_____	⬡	⭕
_____	⬡	⭕

Notes

_____

Sleep:

Total Time	From	To

_____
_____
_____
_____
_____
_____
_____

Shopping List:

Date:

Feed:

Time	Food	Amount

Activities:

Diapers:

Time	Pee	Poop
_____	⬡	◯
_____	⬡	◯
_____	⬡	◯
_____	⬡	◯
_____	⬡	◯
_____	⬡	◯
_____	⬡	◯
_____	⬡	◯
_____	⬡	◯

Notes

Sleep:

Total Time	From	To

Shopping List:

Date:

Feed:

Time	Food	Amount

Activities:

Diapers:

Time	Pee	Poop

Notes

Sleep:

Total Time	From	To

Shopping List:

Date:

Feed:

Time	Food	Amount

Activities:

Diapers:

Time	Pee	Poop
	⬡	◯
	⬡	◯
	⬡	◯
	⬡	◯
	⬡	◯
	⬡	◯
	⬡	◯
	⬡	◯
	⬡	◯
	⬡	◯

Notes

Sleep:

Total Time	From	To

Shopping List:

Date:

Feed:

Time	Food	Amount

Sleep:

Total Time	From	To

Activities:

Diapers:

Time	Pee	Poop

Notes

Shopping List:

Date:

Feed:

Time	Food	Amount

Activities:

Diapers:

Time	Pee	Poop
____	⬡	◯
____	⬡	◯
____	⬡	◯
____	⬡	◯
____	⬡	◯
____	⬡	◯
____	⬡	◯
____	⬡	◯
____	⬡	◯
____	⬡	◯

Notes

Sleep:

Total Time	From	To

Shopping List:

Date:

Feed:

Time	Food	Amount

Activities:

Diapers:

Time	Pee	Poop

Notes

Sleep:

Total Time	From	To

Shopping List:

Date:

Feed:

Time	Food	Amount

Activities:

Diapers:

Time	Pee	Poop
_____	⬡	◯
_____	⬡	◯
_____	⬡	◯
_____	⬡	◯
_____	⬡	◯
_____	⬡	◯
_____	⬡	◯
_____	⬡	◯
_____	⬡	◯
_____	⬡	◯
_____	⬡	◯

Notes

_____
_____

Sleep:

Total Time	From	To

_____
_____
_____
_____
_____
_____

Shopping List:

Date:

Feed:

Time	Food	Amount

Activities:

Diapers:

Time   Pee Poop

Notes

Sleep:

Total Time	From	To

Shopping List:

Date:

Feed:

Time	Food	Amount

Activities:

Diapers:

Time	Pee	Poop
_____	⬡	◯
_____	⬡	◯
_____	⬡	◯
_____	⬡	◯
_____	⬡	◯
_____	⬡	◯
_____	⬡	◯
_____	⬡	◯
_____	⬡	◯

Notes

_____

_____

_____

_____

Sleep:

Total Time	From	To

_____

_____

_____

_____

_____

Shopping List:

Date:

Feed:

Time	Food	Amount

Activities:

Diapers:

Time	Pee	Poop

Notes

Sleep:

Total Time	From	To

Shopping List:

Date:

Feed:

Time	Food	Amount

Activities:

Diapers:

Time	Pee	Poop

Notes

Sleep:

Total Time	From	To

Shopping List:

Date:

Feed:

Time	Food	Amount

Activities:

Diapers:

Time	Pee	Poop
_____	⬡	◯
_____	⬡	◯
_____	⬡	◯
_____	⬡	◯
_____	⬡	◯
_____	⬡	◯
_____	⬡	◯
_____	⬡	◯
_____	⬡	◯
_____	⬡	◯

Notes

Sleep:

Total Time	From	To

Shopping List:

Date:

Feed:

Time	Food	Amount

Activities:

Diapers:

Time	Pee	Poop

Notes

Sleep:

Total Time	From	To

Shopping List:

Date:

Feed:

Time	Food	Amount

Activities:

Diapers:

Time	Pee	Poop
	⬡	◯
	⬡	◯
	⬡	◯
	⬡	◯
	⬡	◯
	⬡	◯
	⬡	◯
	⬡	◯
	⬡	◯
	⬡	◯

Notes

Sleep:

Total Time	From	To

Shopping List:

Date:

Feed:

Time	Food	Amount

Activities:

Diapers:

Time	Pee	Poop

Notes

Sleep:

Total Time	From	To

Shopping List:

Date:

Feed:

Time	Food	Amount

Activities:

Diapers:

Time	Pee	Poop
	⬡	◯
	⬡	◯
	⬡	◯
	⬡	◯
	⬡	◯
	⬡	◯
	⬡	◯
	⬡	◯
	⬡	◯

Notes

Sleep:

Total Time	From	To

Shopping List:

Date:

Feed:

Time	Food	Amount

Activities:

Diapers:

Time	Pee	Poop
_____	⬡	◯
_____	⬡	◯
_____	⬡	◯
_____	⬡	◯
_____	⬡	◯
_____	⬡	◯
_____	⬡	◯
_____	⬡	◯
_____	⬡	◯
_____	⬡	◯

Notes

Sleep:

Total Time	From	To

Shopping List:

Date:

Feed:

Time	Food	Amount

Activities:

Diapers:

Time	Pee	Poop

Notes

Sleep:

Total Time	From	To

Shopping List:

Date:

Feed:

Time	Food	Amount

Activities:

Diapers:

Time	Pee	Poop

Notes

Sleep:

Total Time	From	To

Shopping List:

Date:

Feed:

Time	Food	Amount

Activities:

Diapers:

Time	Pee	Poop

Notes

Sleep:

Total Time	From	To

Shopping List:

Date:

Feed:

Time	Food	Amount

Activities:

Diapers:

Time	Pee	Poop
	⬡	◯
	⬡	◯
	⬡	◯
	⬡	◯
	⬡	◯
	⬡	◯
	⬡	◯
	⬡	◯
	⬡	◯
	⬡	◯

Notes

Sleep:

Total Time	From	To

Shopping List:

Date:

Feed:

Time	Food	Amount

Activities:

Diapers:

Time	Pee	Poop
_____	⬡	◯
_____	⬡	◯
_____	⬡	◯
_____	⬡	◯
_____	⬡	◯
_____	⬡	◯
_____	⬡	◯
_____	⬡	◯
_____	⬡	◯
_____	⬡	◯

Notes

_____

_____

Sleep:

Total Time	From	To

_____

_____

_____

_____

_____

_____

Shopping List:

Date:

Feed:

Time	Food	Amount

Activities:

Diapers:

Time	Pee	Poop
_____	⬡	◯
_____	⬡	◯
_____	⬡	◯
_____	⬡	◯
_____	⬡	◯
_____	⬡	◯
_____	⬡	◯
_____	⬡	◯
_____	⬡	◯
_____	⬡	◯

Notes

_____
_____

Sleep:

Total Time	From	To

_____
_____
_____
_____
_____
_____

Shopping List:

Date:

Feed:

Time	Food	Amount

Activities:

Diapers:

Time	Pee	Poop
_____	⬡	◯
_____	⬡	◯
_____	⬡	◯
_____	⬡	◯
_____	⬡	◯
_____	⬡	◯
_____	⬡	◯
_____	⬡	◯
_____	⬡	◯
_____	⬡	◯

Notes

Sleep:

Total Time	From	To

Shopping List:

Date:

Feed:

Time	Food	Amount

Activities:

Diapers:

Time	Pee	Poop

Notes

Sleep:

Total Time	From	To

Shopping List:

Date:

Feed:

Time	Food	Amount

Activities:

Diapers:

Time	Pee Poop
_____	⬡ ◯
_____	⬡ ◯
_____	⬡ ◯
_____	⬡ ◯
_____	⬡ ◯
_____	⬡ ◯
_____	⬡ ◯
_____	⬡ ◯
_____	⬡ ◯
_____	⬡ ◯

Notes

Sleep:

Total Time	From	To

Shopping List:

Date:

Feed:

Time	Food	Amount

Activities:

Diapers:

Time	Pee	Poop
	⬡	◯
	⬡	◯
	⬡	◯
	⬡	◯
	⬡	◯
	⬡	◯
	⬡	◯
	⬡	◯
	⬡	◯

Notes

Sleep:

Total Time	From	To

Shopping List:

Date:

Feed:

Time	Food	Amount

Activities:

Diapers:

Time	Pee	Poop

Notes

Sleep:

Total Time	From	To

Shopping List:

Date:

Feed:

Time	Food	Amount

Activities:

Diapers:

Time	Pee	Poop
____	⬡	◯
____	⬡	◯
____	⬡	◯
____	⬡	◯
____	⬡	◯
____	⬡	◯
____	⬡	◯
____	⬡	◯
____	⬡	◯
____	⬡	◯
____	⬡	◯

Notes

Sleep:

Total Time	From	To

Shopping List:

Date:

Feed:

Time	Food	Amount

Activities:

Diapers:

Time	Pee	Poop
_____	⬡	◯
_____	⬡	◯
_____	⬡	◯
_____	⬡	◯
_____	⬡	◯
_____	⬡	◯
_____	⬡	◯
_____	⬡	◯
_____	⬡	◯

Notes

_____
_____

Sleep:

Total Time	From	To

_____
_____
_____
_____
_____
_____
_____
_____
_____

Shopping List:

Date:

Feed:

Time	Food	Amount

Activities:

Diapers:

Time	Pee	Poop

Notes

Sleep:

Total Time	From	To

Shopping List: